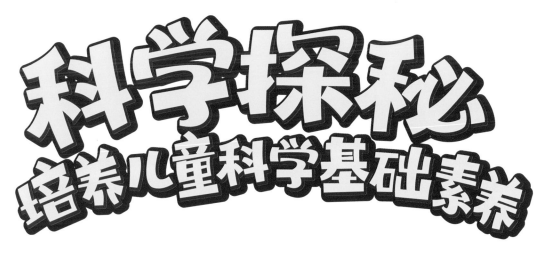

# 科学探秘
## 培养儿童科学基础素养

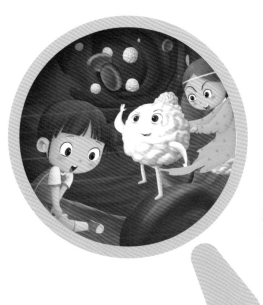

U0321783

# 了解血液循环
## 血液和心脏的秘密

温会会 / 文　曾平 / 绘

浙江摄影出版社

全国百佳图书出版单位

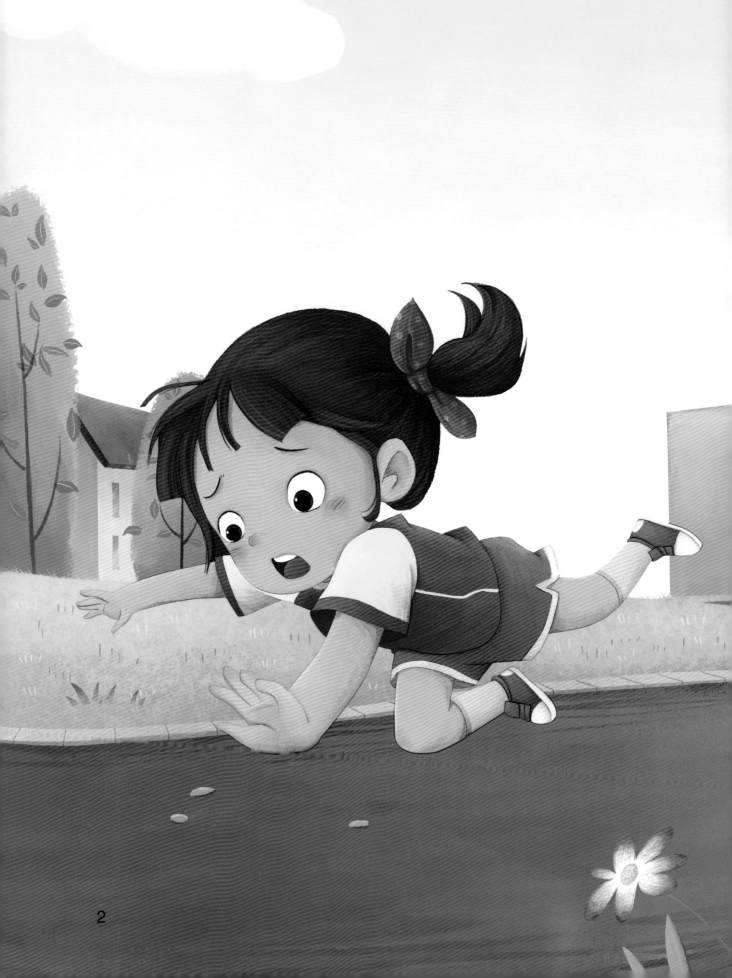

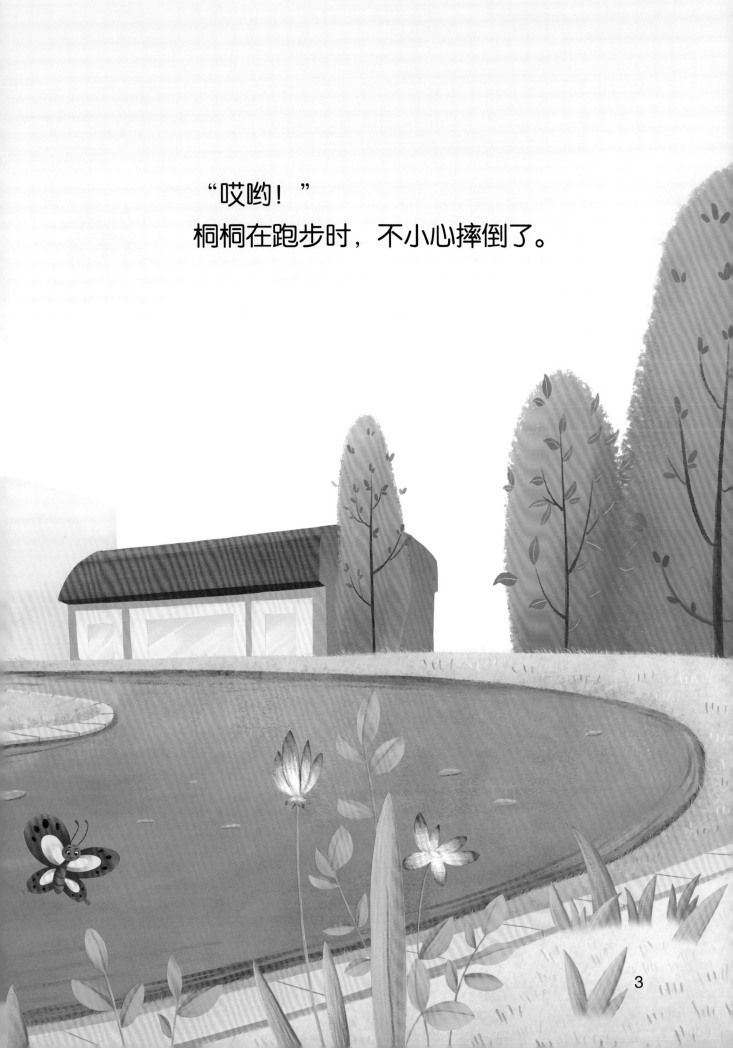

"哎哟！"
桐桐在跑步时，不小心摔倒了。

3

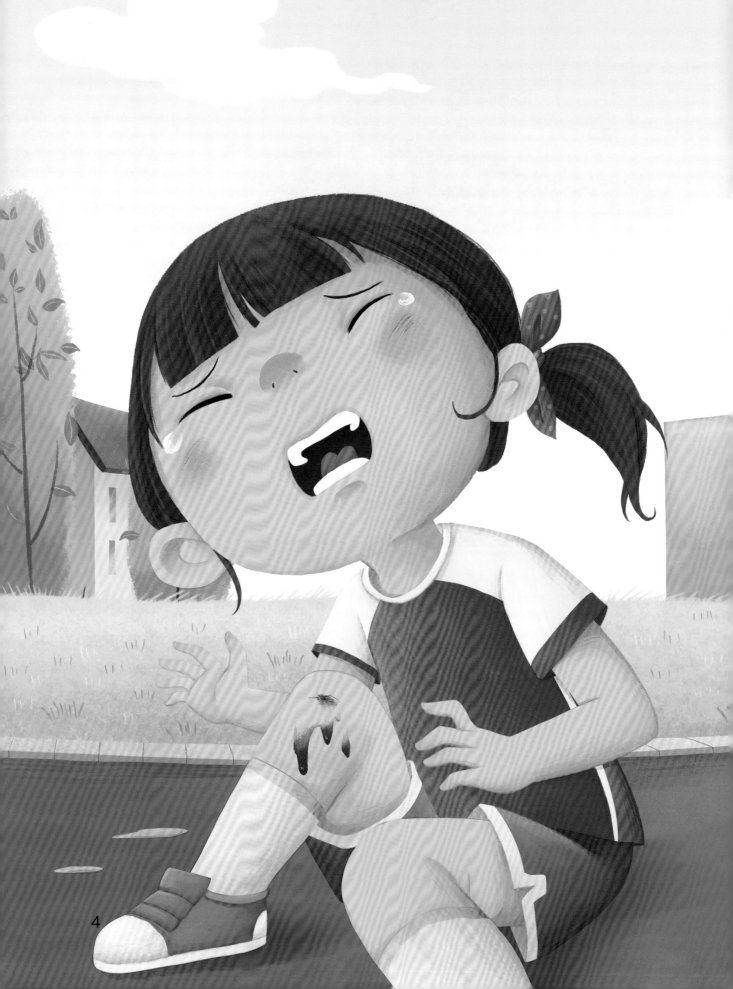

4

桐桐的膝盖磕破了，伤口流出了鲜红的血液。
"呜呜呜……"桐桐吓得大哭起来。

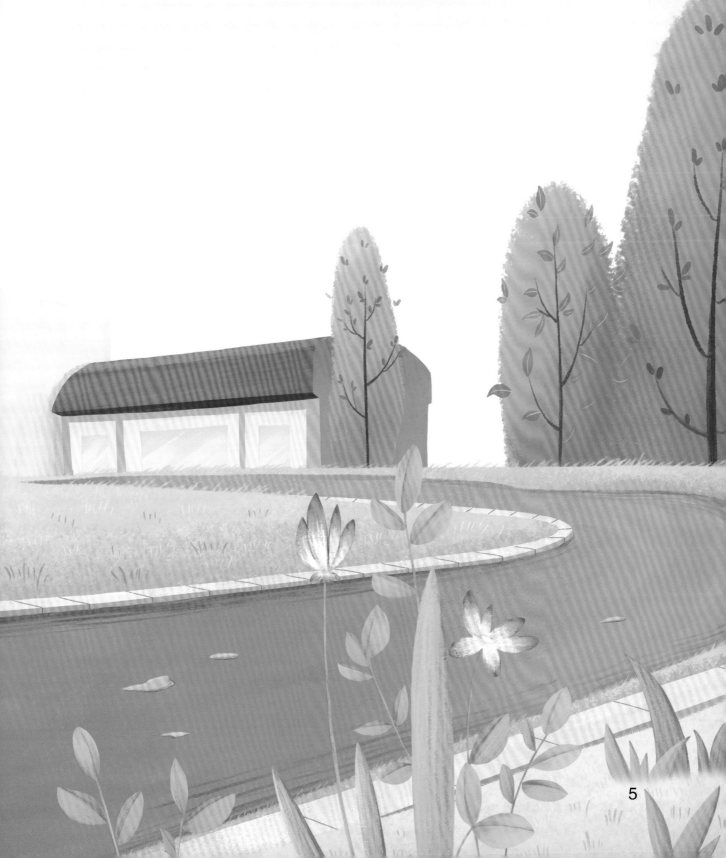

这时，一个可爱的小精灵出现了。

"小朋友，别害怕，快去找大人帮忙包扎伤口。"

在小精灵的陪伴下，桐桐擦干眼泪，去找妈妈处理伤口。

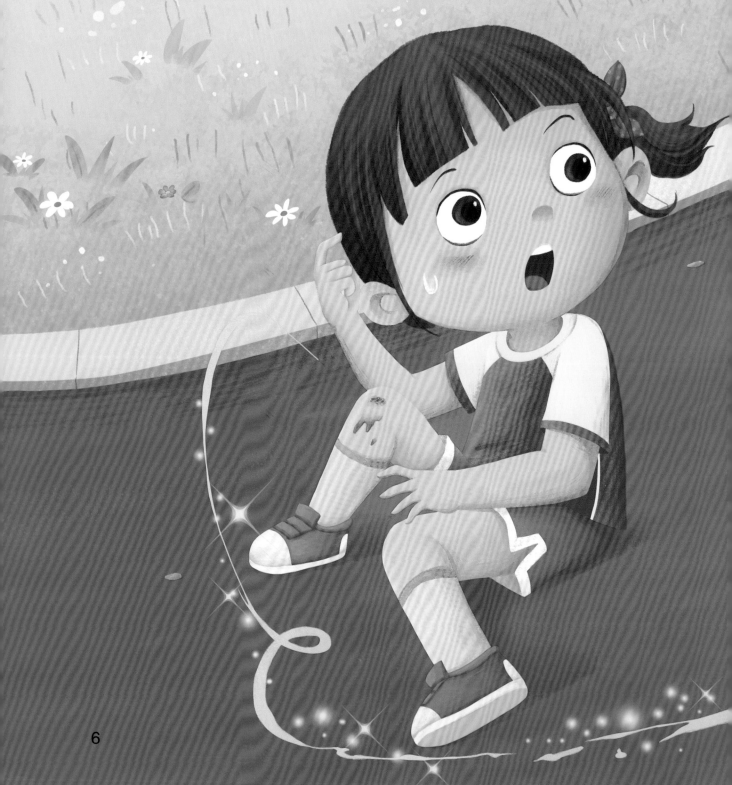

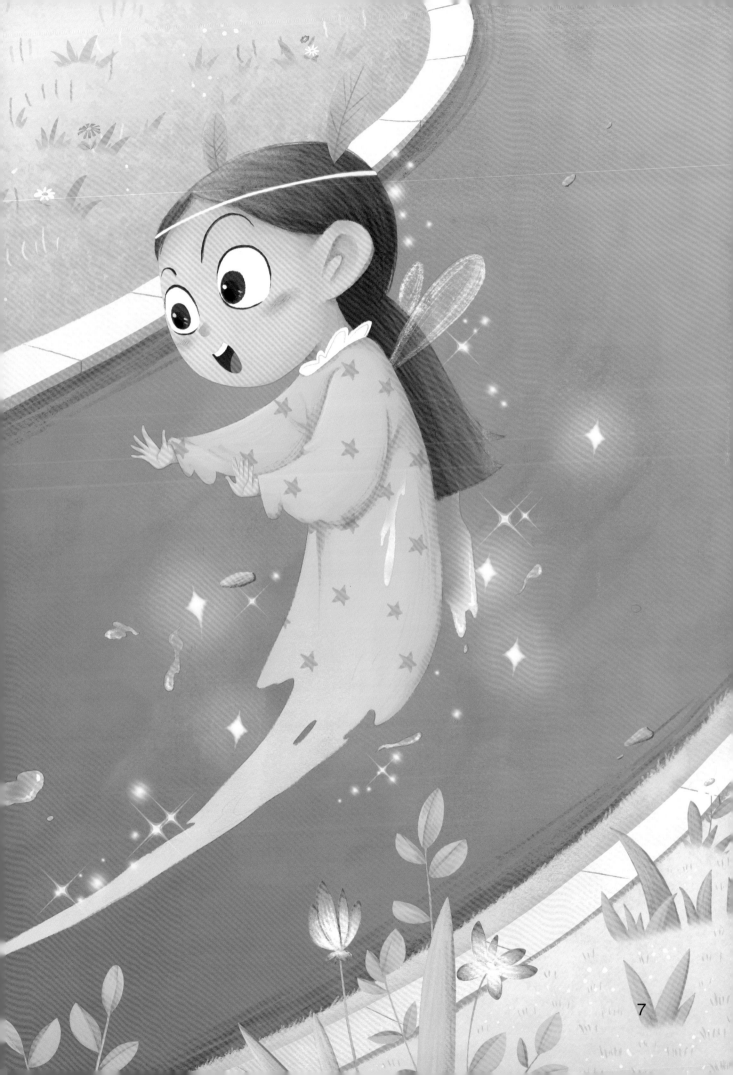

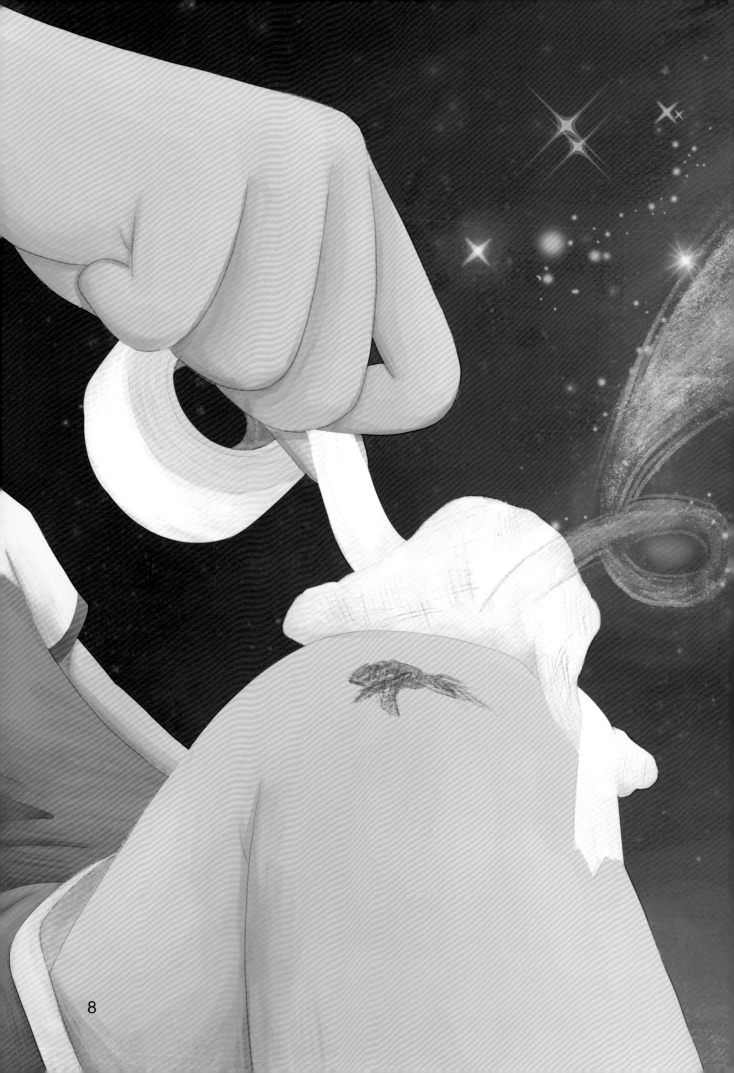

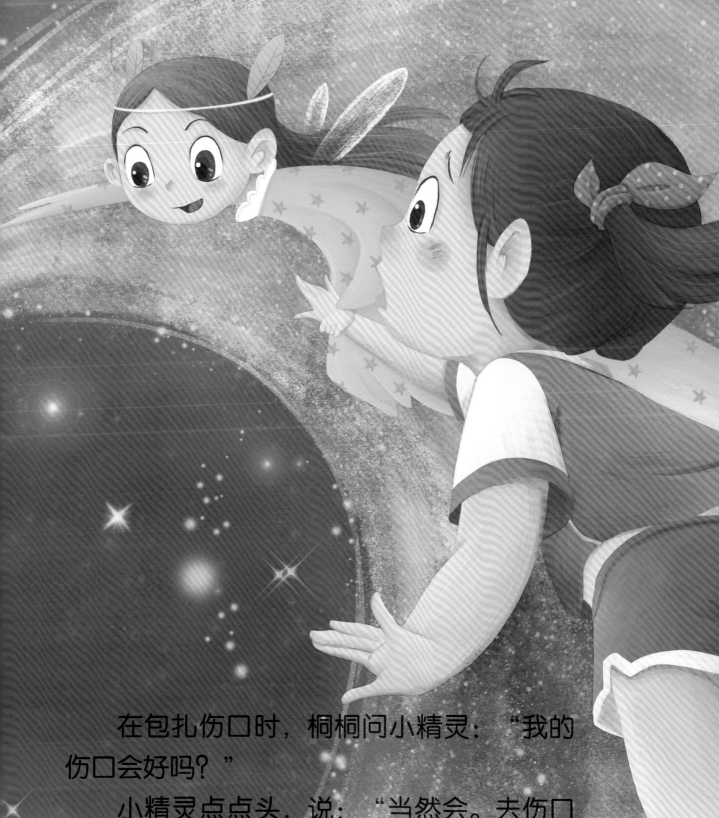

　　在包扎伤口时，桐桐问小精灵："我的伤口会好吗？"

　　小精灵点点头，说："当然会。去伤口里逛一圈，你就明白了！"

　　话音刚落，桐桐被一束亮光带到了一个奇妙的世界。

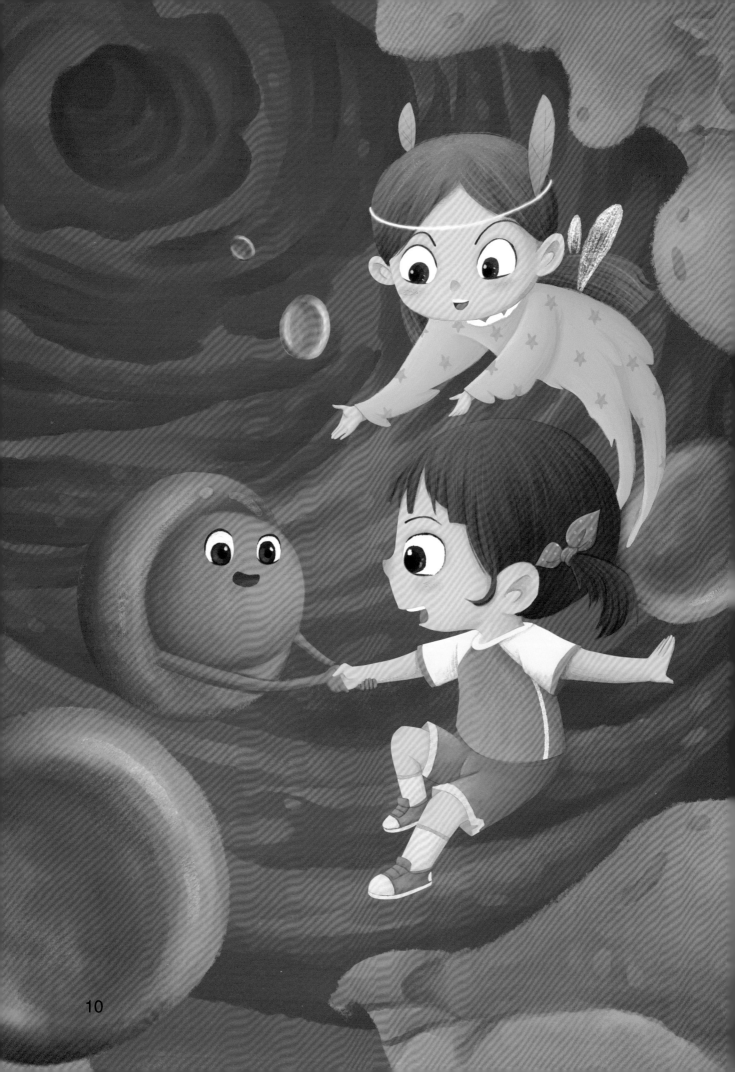

"主人出血了，我们赶紧工作！"一群红色的小精灵说。

　　"咦，你们是谁呀？"桐桐问。

　　"我们是血小板。发现伤口出血时，我们会迅速聚集在一起，帮忙止血。"血小板答。

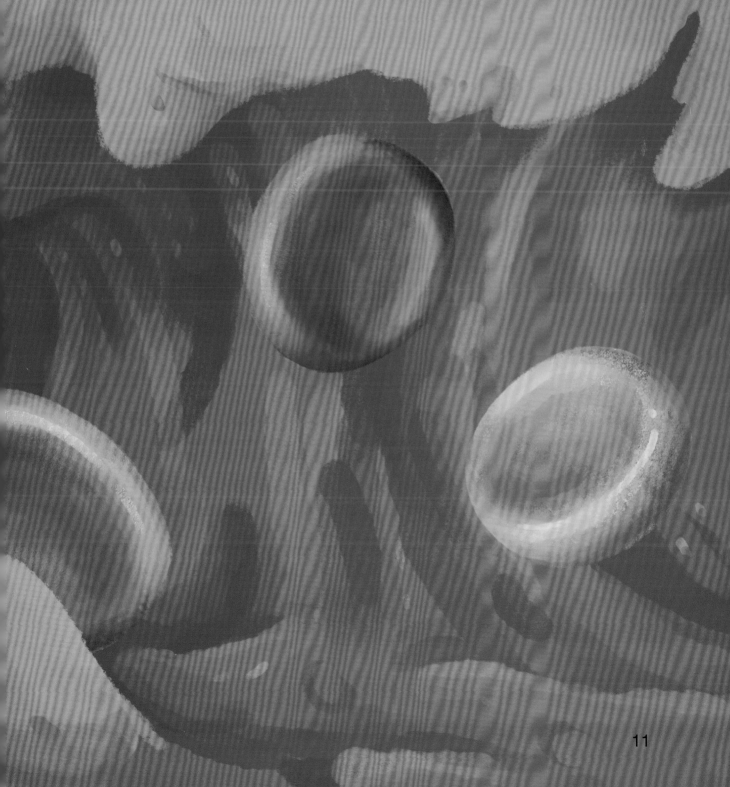

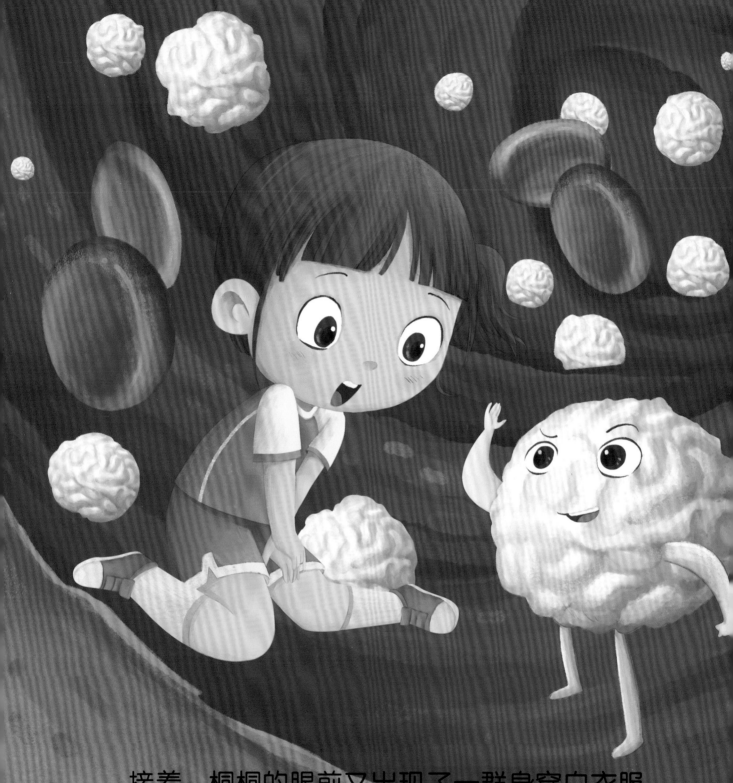

　　接着，桐桐的眼前又出现了一群身穿白衣服
的卫士。

　　"你们也是来止血的吗？"桐桐问。

　　"不，我们是白细胞，负责消灭血液中的细
菌。"白细胞答。

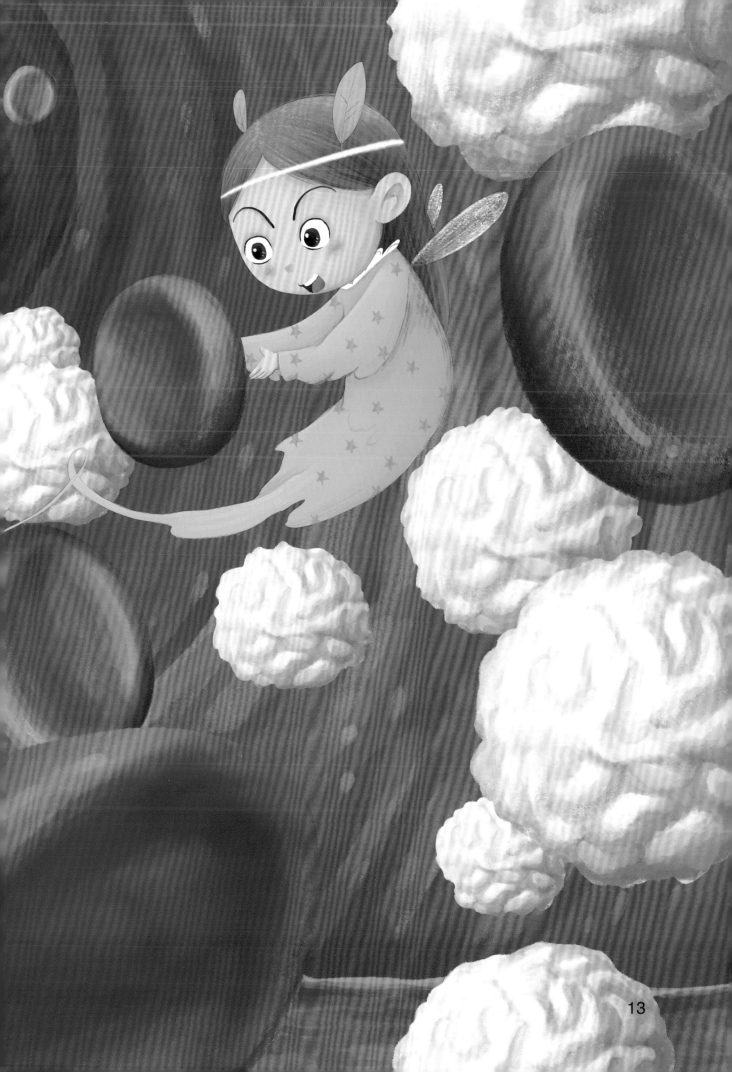

桐桐又发现了一群红色的"柿饼"。
"你们也是来消灭细菌的吗？"桐桐问。
"不，我们是红细胞，是运输氧气的小能手。"
红细胞说。

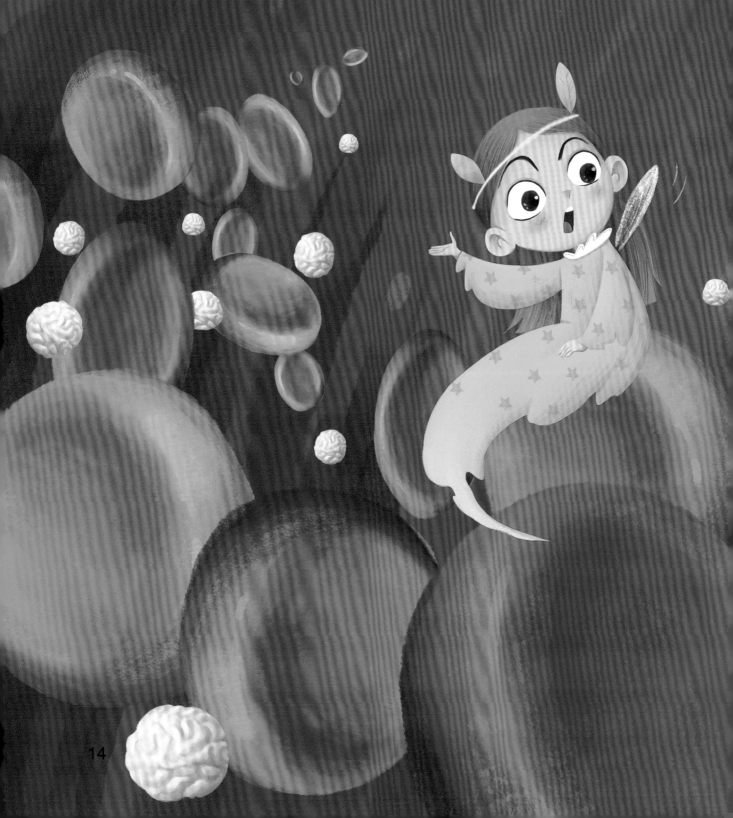

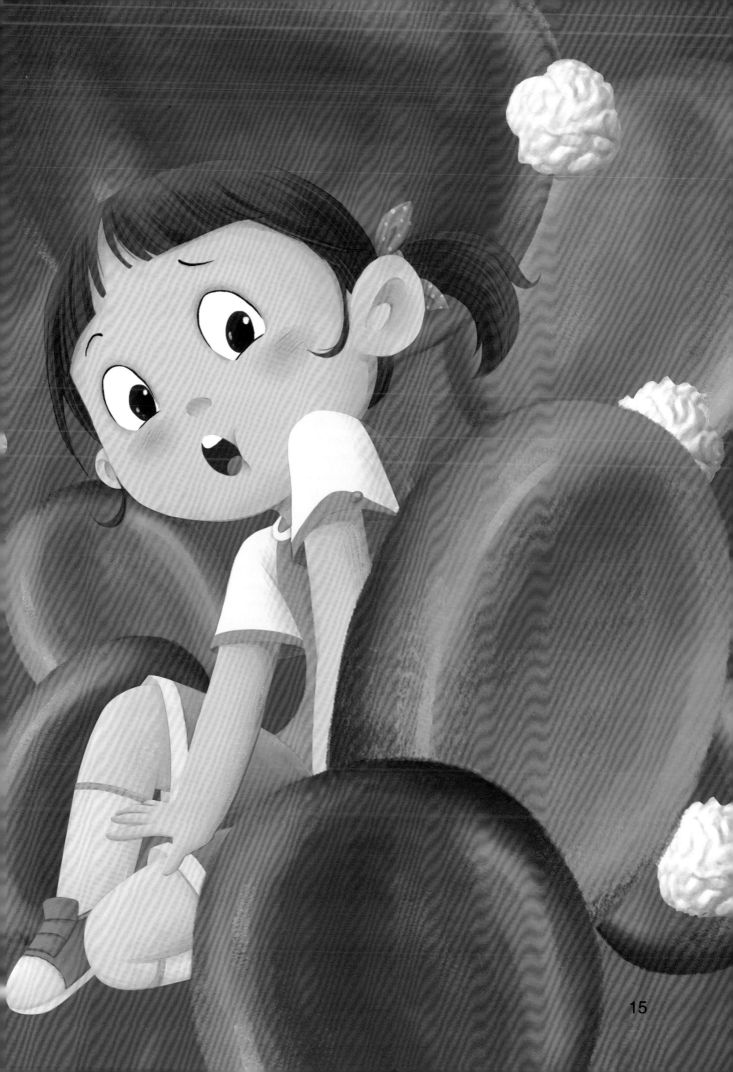

16　　"怎么样？我没骗你吧！伤口会好的。"小精灵的话将桐桐拉回了现实。

　　桐桐惊喜地发现，自己的伤口果然不再流血了。

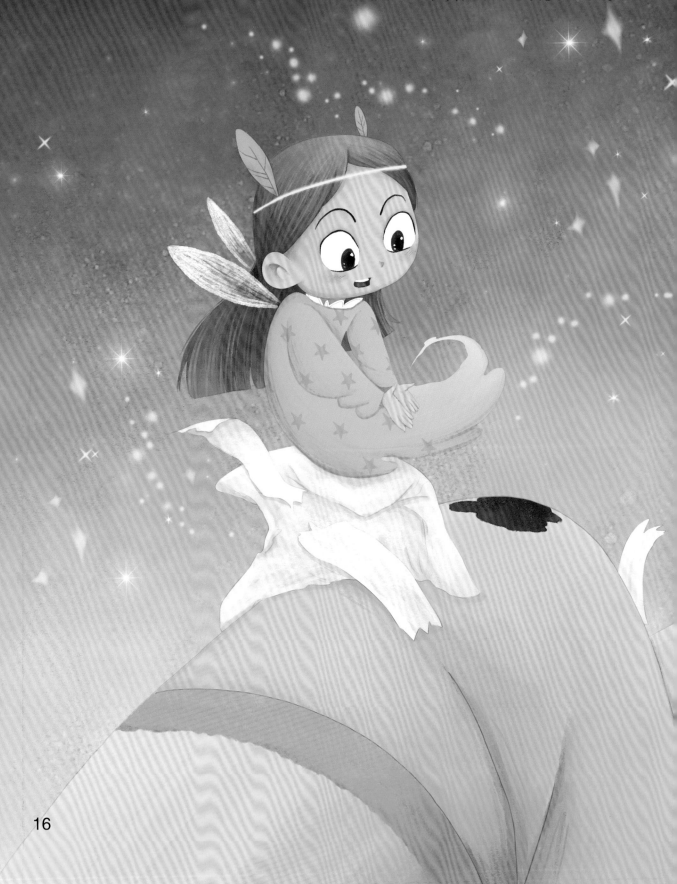

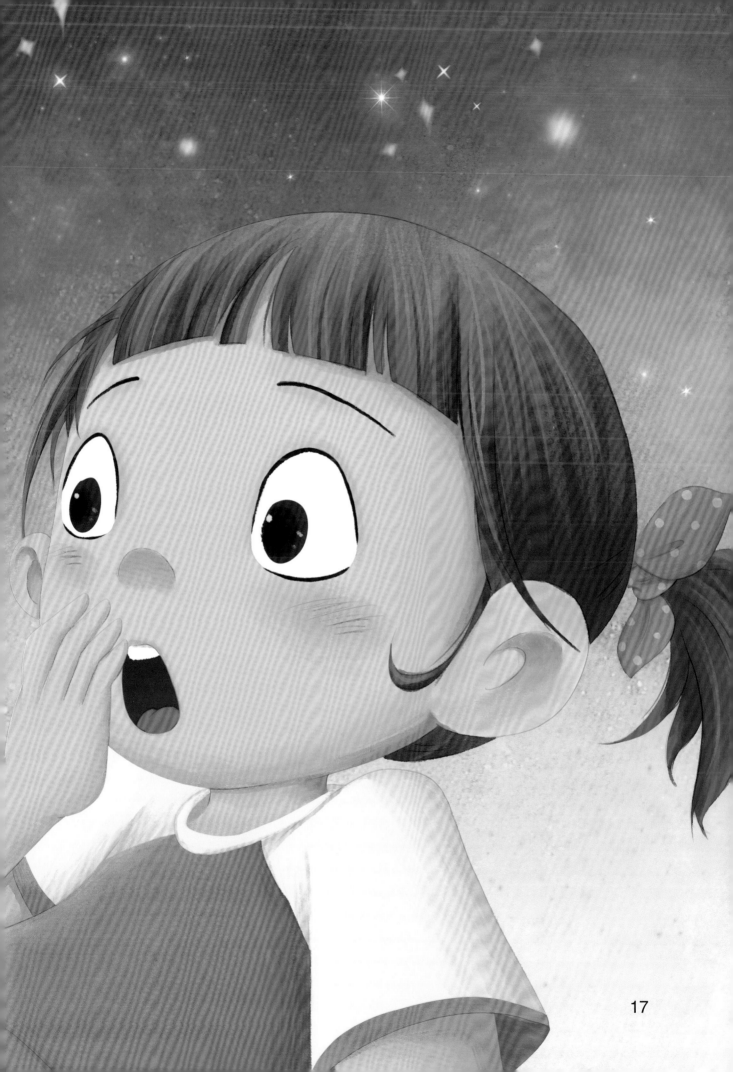

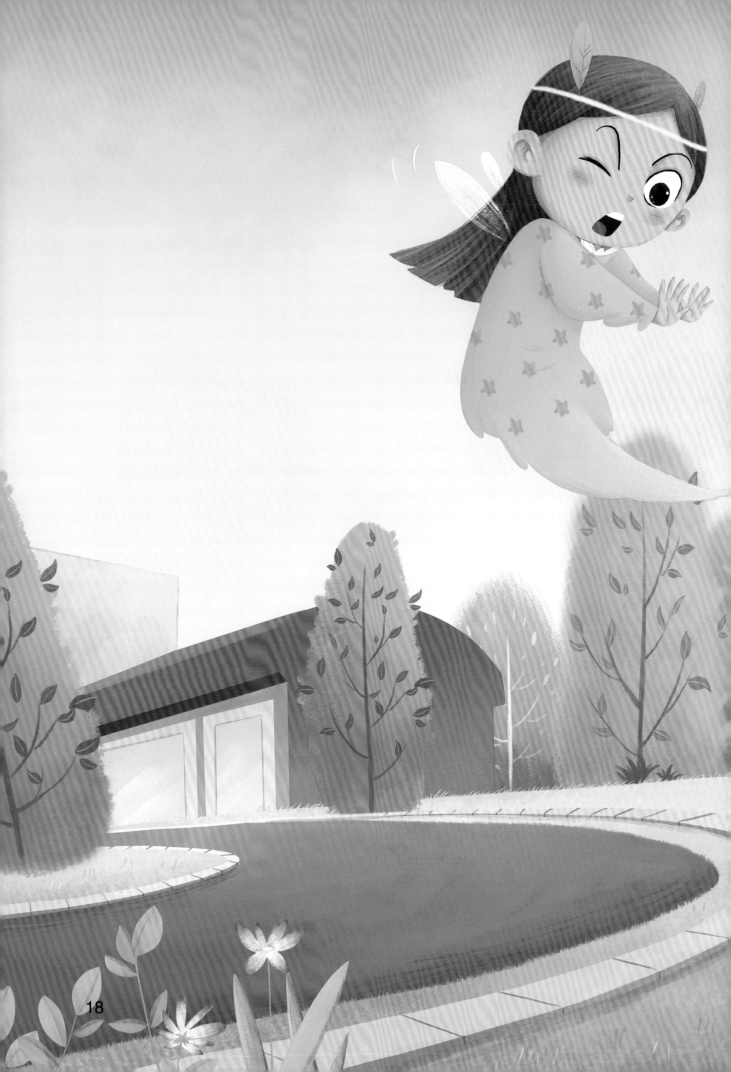

过了两天，桐桐发现伤口结痂了。结痂的地方，摸起来硬邦邦的。桐桐忍不住想要把痂皮抠掉。

　　　"不能抠！等到伤口痊愈后，会自然脱落。"小精灵提醒道。

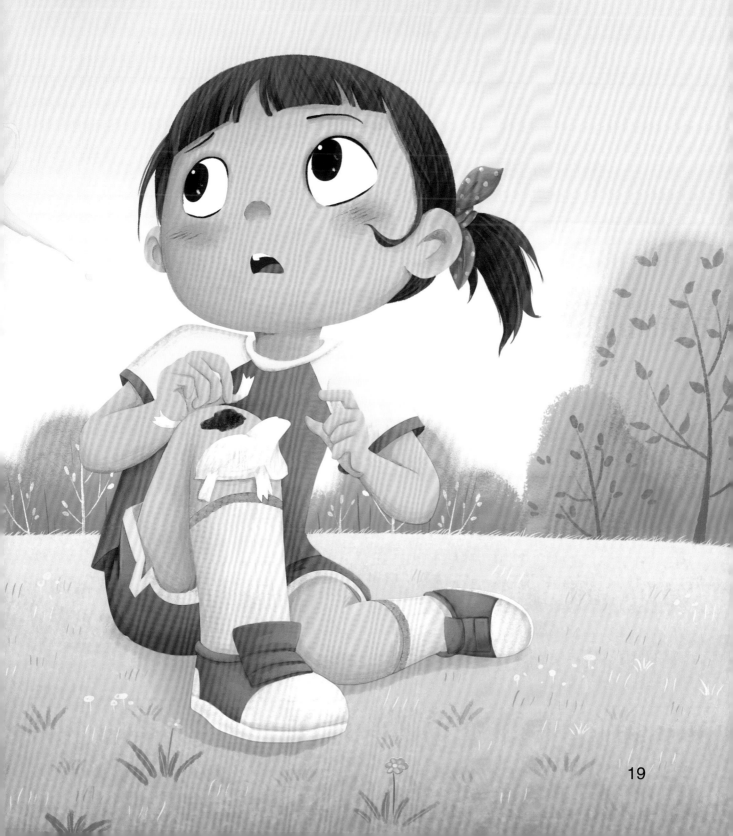

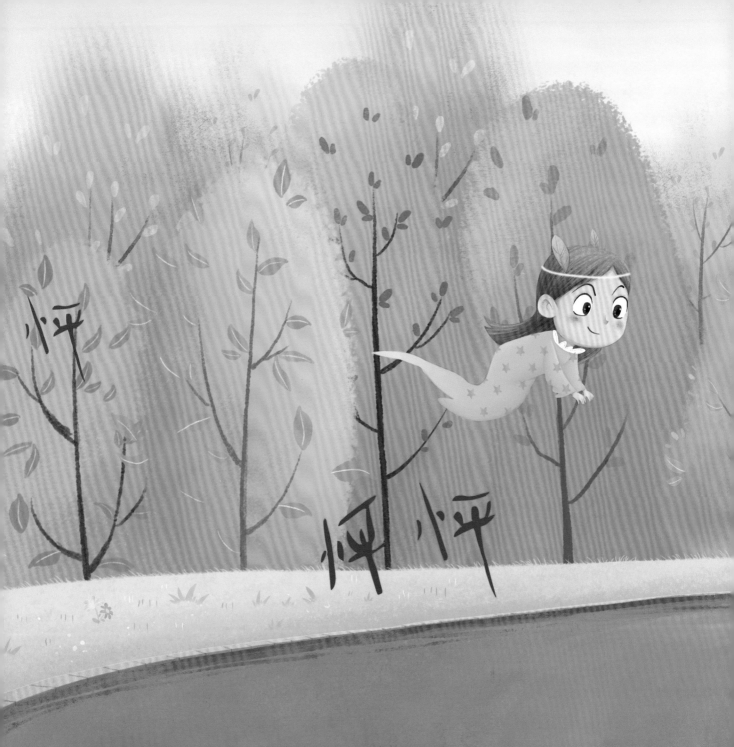

　　渐渐地，桐桐的膝盖恢复成了原来的模样。
桐桐高兴地在操场上奔跑。
　　"怦怦……"
　　她听到了心脏的跳动。

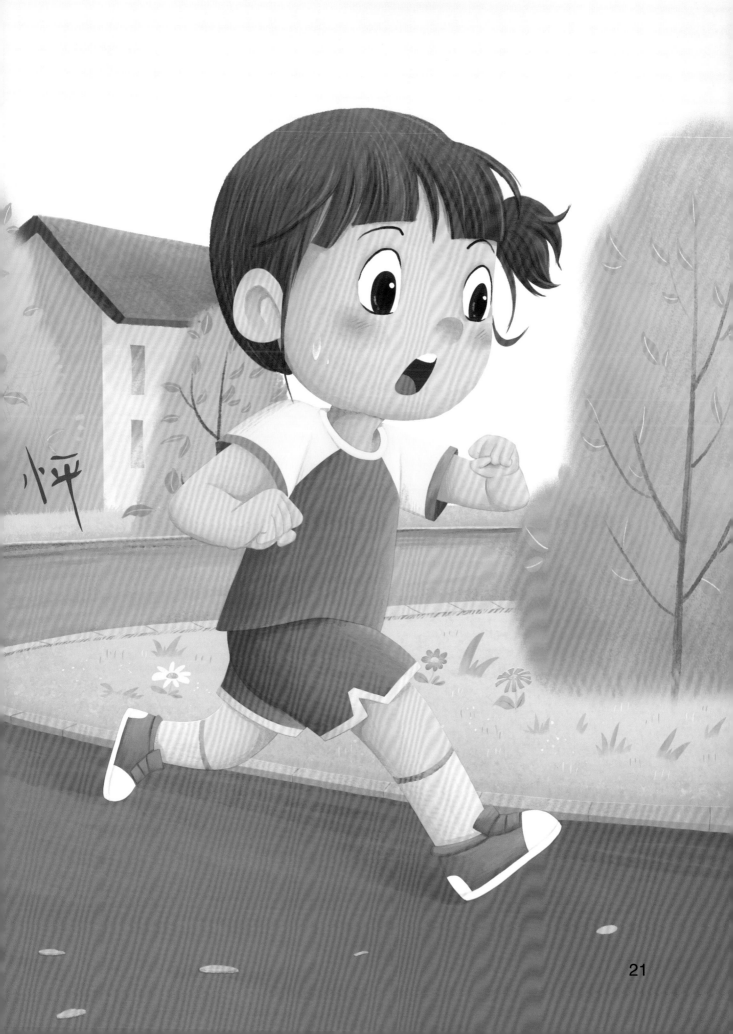

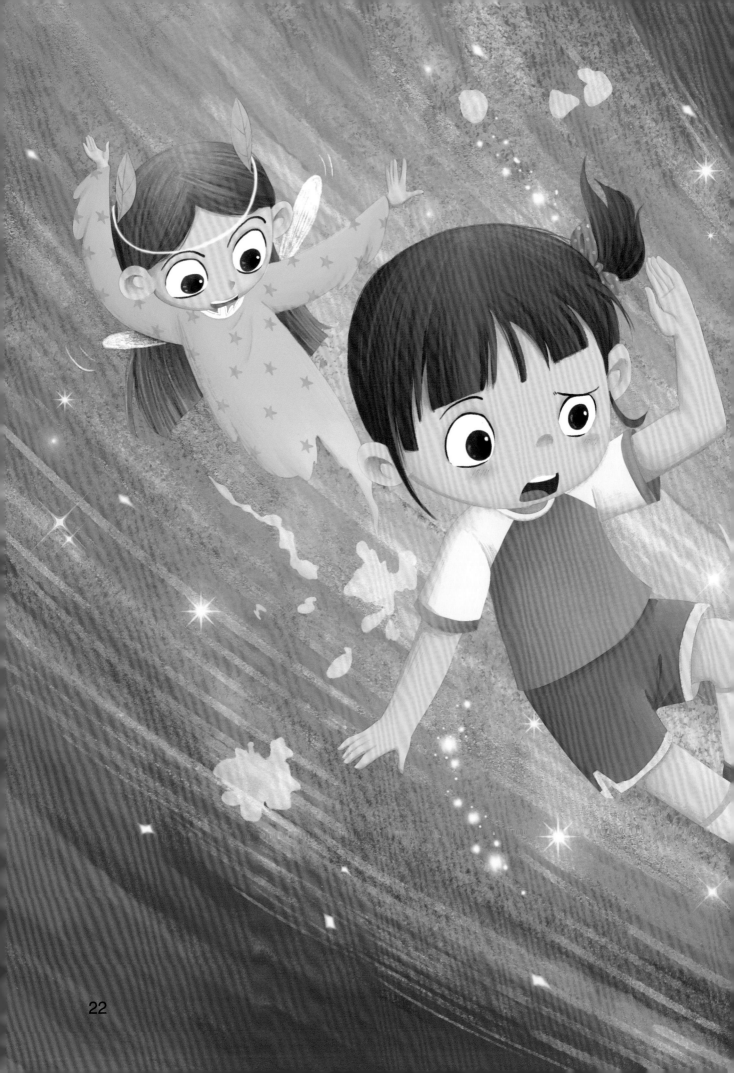

"小精灵，为什么我的心脏会跳动？"桐桐问。

"哈哈，我带你去心脏里逛一圈，你就明白了！"小精灵说。

话音刚落，桐桐被一束亮光带到了另一个奇妙的世界。

睁开眼睛，桐桐发现，自己处在一张复杂的血管网络中。

　　大大小小的血管，将人体的各个角落联系了起来。

　　而心脏就像一个强有力的泵，能够将血液输送到身体的各个角落。

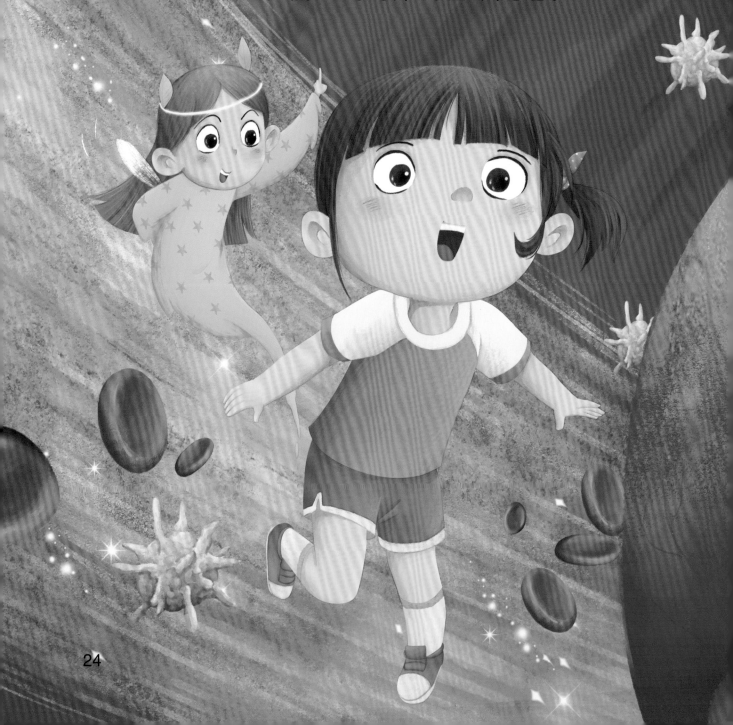

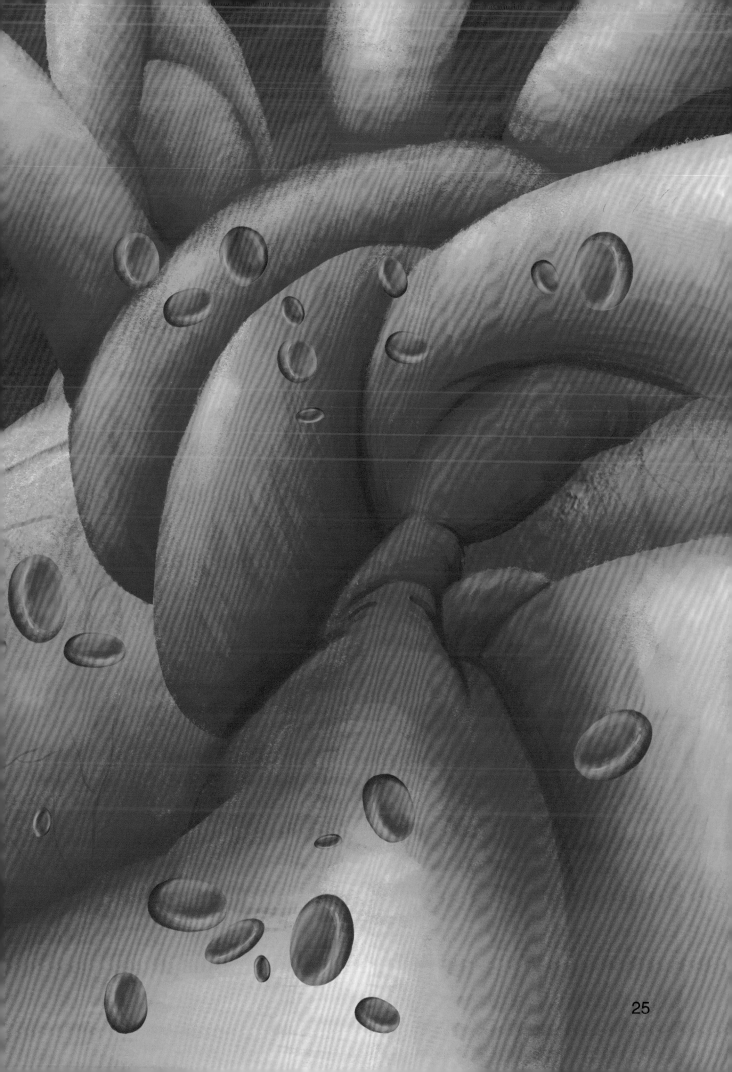

聪明的桐桐，了解了血液和心脏的秘密。
回到现实的她，感叹道："人体真奇妙！"
小精灵嘱咐道："小朋友，要好好保护身体哦！"

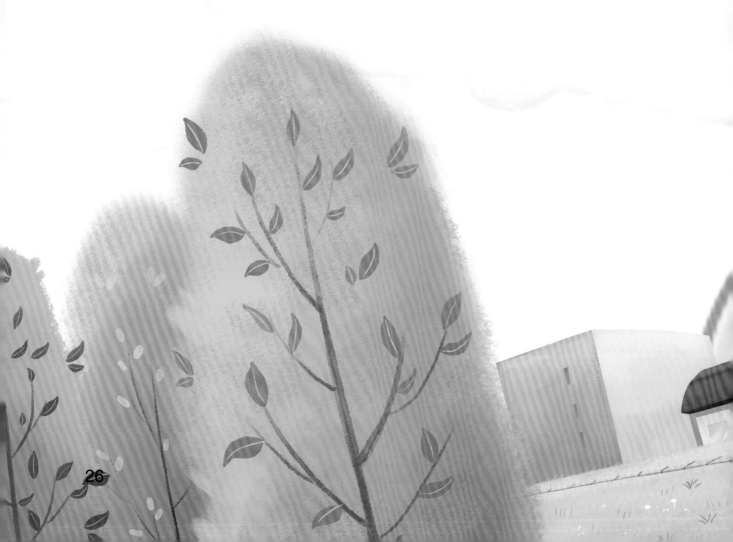

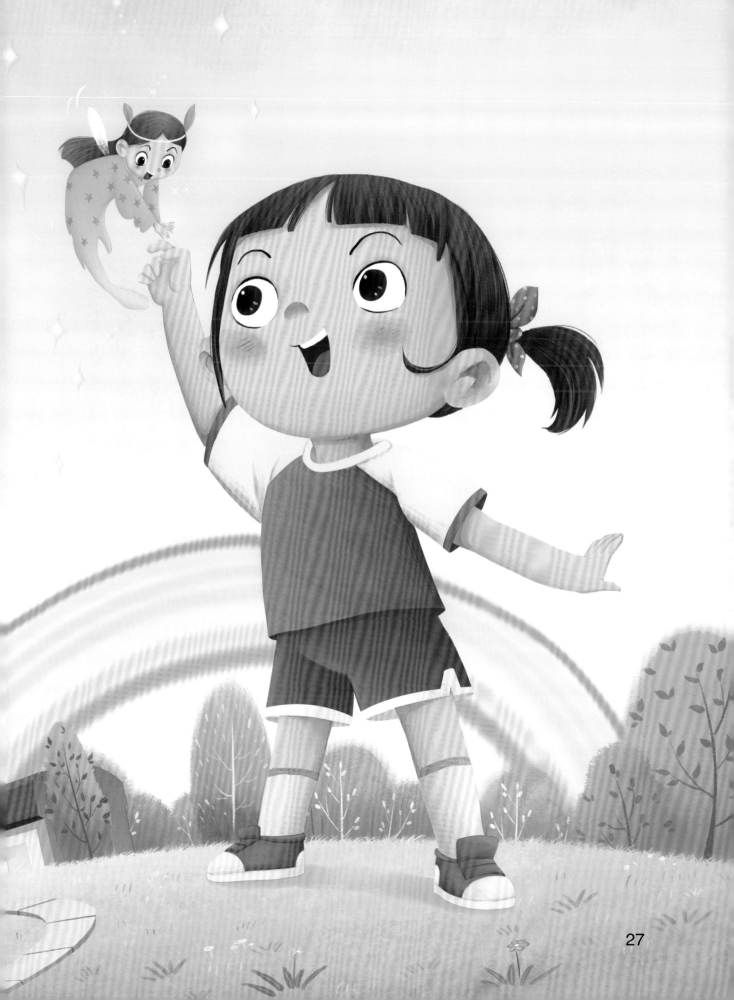

责任编辑　瞿昌林
责任校对　段凤娇
责任印制　汪立峰

项目设计　北视国

图书在版编目（CIP）数据

了解血液循环：血液和心脏的秘密 / 温会会文；
曾平绘． -- 杭州：浙江摄影出版社，2022.8
（科学探秘·培养儿童科学基础素养）
ISBN 978-7-5514-3966-4

Ⅰ．①了… Ⅱ．①温… ②曾… Ⅲ．①血液循环—儿
童读物 Ⅳ．① R331-49

中国版本图书馆 CIP 数据核字（2022）第 093369 号

LIAOJIE XUEYE XUNHUAN：XUEYE HE XINZANG DE MIMI

了解血液循环：血液和心脏的秘密
（科学探秘·培养儿童科学基础素养）

温会会 / 文　曾平 / 绘

全国百佳图书出版单位
浙江摄影出版社出版发行
　　地址：杭州市体育场路 347 号
　　邮编：310006
　　电话：0571-85151082
　　网址：www.photo.zjcb.com
制版：北京北视国文化传媒有限公司
印刷：唐山富达印务有限公司
开本：889mm×1194mm　1/16
印张：2
2022 年 8 月第 1 版　　2022 年 8 月第 1 次印刷
ISBN 978-7-5514-3966-4
定价：39.80 元